Bibliothèque historique de la Fra[nce]

Le

Médecin inspecteur Chauvel

(Notice biographique)

PAR

Le Docteur J. BERGOUNIOUX

Ancien médecin principal de l'armée

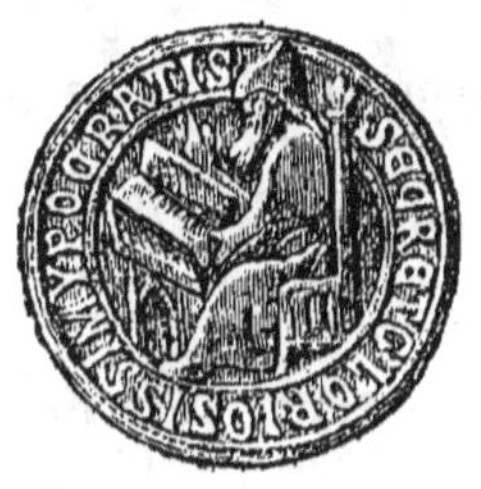

PARIS

HONORÉ CHAMPION

5, QUAI MALAQUAIS, 5

—

1909

N° 18

T 21

Bibliothèque historique de la France Médicale

Ont paru :

Poitiers. — Imp. BLAIS et ROY.

Bibliothèque historique de la France Médicale

Le

Médecin inspecteur Chauvel

(Notice biographique)

PAR

Le Docteur J. BERGOUNIOUX
Ancien médecin principal de l'armée

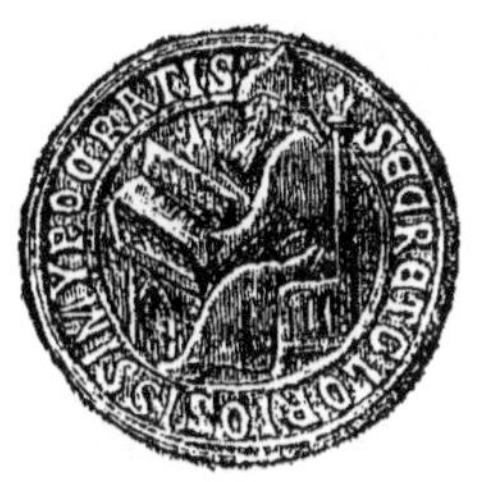

PARIS

HONORÉ CHAMPION

5, QUAI MALAQUAIS, 5

1909

N° 18

Le médecin inspecteur Chauvel

(Notice biographique)

Le 22 décembre 1908, le Président de l'Académie de
médecine faisait part à la savante compagnie de la
mort survenue à Paris, après une courte maladie, de
l'un de ses membres, M. J. Chauvel, médecin inspecteur du cadre de réserve du Service de santé militaire.
Le lendemain, c'était le président de la Société de chirurgie qui annonçait à ses collegues la perte d'un de
leurs anciens présidents. Avec lui disparaît un des
écrivains les plus laborieux, les plus érudits et les plus
féconds qui aient honoré la chirurgie militaire dans ces
40 dernières années, et un des chefs les plus équitables
et les plus respectés du corps de santé, qui jouissait, dans
le monde civil comme dans le monde militaire, de la
considération universelle.

Chauvel Jules-Fidèle-Marie est né le 9 juin 1841
à Quintin, département des Côtes-du-Nord. Elève à l'E-
cole préparatoire de médecine de Rennes en 1859, il
y obtenait au concours de 1860 le premier prix d'anatomie et de physiologie.

Le 5 novembre de la même année, il était admis à
l'Ecole du Service de santé militaire de Strasbourg. Il
y occupa rapidement le premier rang et fut un des lau-
réats le plus souvent récompensés de la Faculté. Externe
des Hôpitaux civils et premier prix d'anatomie et de
physiologie en 1861, interne et premier prix de pathologie en 1862, il remportait encore le premier prix de
médecine opératoire, clinique et accouchements en 1863.
Il soutenait sa thèse de doctorat le 2 décembre de cette
année.

Médecin stagiaire à l'Ecole d'application de la médecine
militaire, le 1ᵉʳ février 1864, il en sortait, le 31 décembre, le premier de sa promotion, pour être attaché à
l'infirmerie de l'hôtel des Invalides jusqu'au 31 décembre 1866, où il fut nommé aide major de 1ʳᵉ classe.

Il est surveillant au Val-de-Grâce de 1867 à 1870,
puis il prend part à la guerre franco-allemande, et
assiste, sous les ordres de Maurice Perrin, médecin en
chef du 12ᵉ corps et de l'ambulance de son quartier
général, aux journées désastreuses de Beaumont et de
Sedan. Le 16 septembre il quitte la triste ambulance du
fond de Givonne, dont les Prussiens allaient prendre la
direction, et revient à Paris. Nommé médecin major de
2ᵉ classe le 8 février 1871, chargé pendant la guerre con-
tre la commune d'un service à l'ambulance du grand sémi-
naire de Versailles jusqu'à la fin de mai, il est ensuite
employé au 7ᵉ Régiment d'infanterie, qu'il quitte en
1873 pour aller remplir après concours, à l'Ecole d'application, les fonctions de professeur agrégé de médecine opératoire.

Le 10 avril 1877 il est médecin major de 1ʳᵉ classe.
Arrivé, à la fin de l'année, au terme de sa période d'a-
grégation, il abandonne momentanément l'enseignement pour être successivement attaché à l'hôpital de
Givet, et à ceux d'Orléans-ville et du Dey, dans la divi-
sion d'Alger. C'est dans ce dernier poste qu'il reçut sa

nomination de professeur d'opératious et d'appareils au Val-de-Grâce à la date du 23 janvier 1880. Il y enseigna pendant 10 années, au cours desquelles il devint médecin principal de 2ᵉ classe, le 2 février 1882, de 1ʳᵉ classe, le 7 février 1885.

Directeur du Service de santé du 9ᵉ corps d'armée à Tours, du 2 septembre 1890 au 29 septembre 1891, attaché à l'état-major du gouvernement militaire et à la place de Paris de cette date au 26 décembre 1893, jour de sa promotion au grade de médecin inspecteur et de Directeur du Service de santé du 19ᵉ corps à Alger, il fut désigné, le 30 novembre 1895, pour être Directeur du Service de santé du gouvernement militaire de Paris et membre des Comités techniques de santé et de l'Intendance, fonctions qu'il conserva jusqu'à sa mise au cadre de réserve, le 9 juin 1903.

Chevalier de la Légion d'honneur du 12 avril 1871, officier du 30 décembre 1890, commandeur du 11 juillet 1901, officier d'Académie depuis 1879 et de l'Instruction publique depuis 1892, il était aussi grand officier du Nicham Iftikar de Tunis, etc., etc.

La carrière militaire de Chauvel fut aisée et rapide. Si les honneurs et les distinctions furent justement accordés à sa haute valeur professionnelle, ses grandes qualités scientifiques lui firent obtenir l'accès des Sociétés savantes, qui, avant de le compter au nombre de leurs membres, avaient plusieurs fois récompensé ses travaux.

Membre correspondant de la Société de chirurgie en 1875, membre titulaire en 1882, secrétaire général de 1886 à 1890, membre honoraire en juillet 1893, il en avait été le président en 1892. Il ne cessa de prendre part à ses travaux qu'en 1903.

Il présida la Société d'ophtalmologie en 1889, et en 1900, lors de la dernière exposition universelle internationale de Paris la sous-section de chirurgie militaire, du Congrès International de médecine.

Depuis le 18 mars 1890, il appartenait à la Section de pathologie chirurgicale de l'Académie de médecine, dans laquelle il remplaça le médecin inspecteur Maurice Perrin comme il lui avait succédé dans sa chaire d'opérations au Val-de-Grâce. Il fournit ses derniers rapports à l'Académie en octobre 1908.

En raison de ses fonctions de Directeur du service de santé du gouvernement de Paris, il fut, d'avril 1897 à juin 1903, membre du Conseil départemental d'hygiène de la Seine, aux travaux duquel il collabora activement.

La Société de chirurgie lui décerna deux fois le prix Laborie, en 1869 et en 1874 ; l'Académie de médecine le prix Godard en 1869 et en 1883, et le prix Laborie en 1889 pour un travail fait avec l'assistance de MM. Nimier, Breton et Pesme ; en 1888, l'Académie des sciences accordait à un de ses mémoires une mention avec éloges à l'occasion de la distribution du prix Montyon de médecine et de chirurgie.

Le couronnement de sa carrière chirurgicale fut son élection à la Présidence du 18e Congrès français de Chirurgie dans la session d'octobre 1905, qu'il inaugura par un beau discours sur la chirurgie d'armée et son indépendance nécessaire : réponse pleine de sens et de vérité aux attaques violentes et injustifiées dont l'organisation du service de santé sous la direction des médecins militaires était alors l'objet dans le Parlement et la presse avancée, non seulement de la part des ennemis habituels de l'armée, mais aussi de celle de certains fonctionnaires de ce service, qui pouvaient se croire soutenus jusque dans les conseils du Gouvernement.

Chauvel a publié plusieurs ouvrages et collaboré à de nombreux journaux ou Dictionnaires de médecine, notamment au Dictionnaire Encyclopédique des Sciences médicales de Dechambre. Il écrivait parfois abondamment et tels de ses articles de cette dernière collection : Septicémie, Cystotomie par exemple, sont de véritables volumes. Ils font un contraste visible avec les rapports qu'il a fournis à la Société de chirurgie ou à l'Académie de médecine, soit à l'occasion des prix à distribuer, soit à l'occasion des mémoires ou des observations envoyés à ces Sociétés savantes : rapports précis, clairs, concis, bienveillants pour les auteurs, en même temps que justes et pondérés dans leurs jugements avec une tendance de prudence chirurgicale manifeste. Il s'efforçait toujours de bien mettre en évidence les qualités des travaux qu'il avait mission d'examiner. Parfois, — souvent même dans ses premiers rapports, à la Société de chirurgie — il faisait de ses comptes rendus un travail très personnel, en réunissant à leur propos les observations éparses dans les divers recueils, pour en tirer une règle générale basée sur des exemples suffisamment nombreux pour permettre de conclure.

Secrétaire général de la Société de chirurgie, il sut parler comme il convenait des membres disparus de la Compagnie et consacrer de bonnes notices nécrologiques à Sedillot, Depaul, Bouisson, Gosselin, Giraud-Teulon, Legouest et Maurice Perrin.

C'est avec le même soin et le même succès qu'il rédigeait ses rapports aux Comités et au Conseil d'Hygiène dont il faisait partie.

Chauvel n'a rien laissé perdre des matériaux anatomiques et cliniques intéressants qu'il put recueillir dans les différents services dont il fut chargé et dans l'exercice de son professorat au Val-de-Grâce.

Interne de Sédillot, en un temps où l'infection purulente était fréquente dans les salles de chirurgie, quoiqu'elle le fût peut-être moins qu'ailleurs dans celles de l'illustre professeur, initié sans doute aux préoccupations qui dataient de loin de son chef de service sur ce point, il prit comme sujet de sa thèse inaugurale:

L'Histoire et la Critique des Doctrines de l'Infection purulente. Il revint d'ailleurs à plusieurs reprises à cette étude de pathologie chirurgicale générale, soit dans le Recueil des mémoires de médecine, de chirurgie et de pharmacie militaires, soit dans les Dictionnaires, à propos de *l'action de l'air sur les plaies*, et des acquisitions récentes de la science, sur *les Plaies, les Pansements, la Septicémie, la Pourriture d'hôpital*, etc. De bonne heure, dès 1877, il se montrait partisan résolu de la théorie microbienne.

Son passage à l'hôtel des Invalides, dont la clientèle spéciale ne laissait malheureusement pas chômer l'amphithéâtre anatomique, lui donna l'occasion de faire des recherches d'anatomie pathologique — *sur les moignons d'amputés* par exemple — et de s'exercer à la médecine opératoire.

C'est aussi dans cet établissement qu'il prit le goût de l'ophtalmologie, à laquelle il a consacré tant de travaux, en suivant les Conférences qu'y fit Maurice Perrin de 1862 à 1868, par ordre du Ministre de la Guerre, sur la proposition de Michel Levy. Perrin y exerçait les médecins militaires au maniement de l'ophtalmoscope alors dans sa nouveauté et dont l'usage s'imposait pour donner à leurs expertises de la vision devant les conseils de révision et les commissions de réforme toute la précison qui leur avait fait défaut jusqu'alors.

Aussi Chauvel se trouva-t-il tout à fait à sa place, quand, nommé agrégé au Val-de-Grâce, il eut à assister et à suppléer Perrin, et plus tard, quand il fut nommé professeur, à le remplacer dans son enseignement de la chirurgie opératoire et de l'ophtalmologie.

Il remplaça, du reste, son maître en 1875 et en 1876, pour le cours d'opérations, et il le fit avec une clarté, une précision et un succès tels que ses élèves le prièrent de publier ce cours. Il donna en 1877 la première édition de son *Précis de chirurgie opératoire*, qu'il remania et compléta par deux fois en 1883 et en 1891.

C'est au Val-de-Grâce qu'a été organisé le premier cours théorique et pratique d'ophtalmologie qui ait été fait dans les Écoles de médecine en France. Inauguré par Perrin, cet enseignement a été continué par Chauvel pendant 15 ans, soit comme agrégé, soit comme professeur. Il y a trouvé les éléments nécessaires pour la rédaction de son *Précis théorique et pratique de l'examen de l'œil et de la vision*, de ses *statistiques du service d'ophtalmologie* et de ses *Études ophtalmologiques*, ouvrages dans lesquels ont été exposés avec soin, sous une forme aussi simple que possible, les procédés d'appréciation les plus commodes et les plus exacts des vices de la réfraction oculaire et qui sont basés sur plusieurs milliers d'examens.

Chauvel a toujours suivi avec attention l'évolution en France et à l'étranger de la chirurgie d'armée sous l'influence des nouvelles doctrines et des nouvelles applications de l'antisepsie d'abord et plus tard de l'asepsie. Il traduisit ou analysa les publications du bureau chirurgical des États-Unis sur la guerre de Sécession et rédigea divers articles de journaux médicaux ou des communications soumises au congrès français de chirurgie *sur les plaies par armes à feu et les pansements qu'elles nécessitent*. Des premiers il institua des expériences *sur les effets des balles de petit calibre des armes à feu* récemment inventées ou perfectionnées. Il réunit et compléta ces travaux dans le *Traité pratique de chirurgie d'armée*, écrit en collaboration avec M. le professeur Nimier et paru en 1889.

La 3e partie de l'ouvrage est consacrée à l'étude de l'organisation et du fonctionnement du Service de santé en campagne. Chauvel y exposa des idées neuves en contradiction avec les prescriptions réglemen-

*

taires jusqu'ici en vigueur, et dont il fit une critique si complète et si vive, qu'elle lui attira, comme il le rappelait dans une lettre écrite au *Caducée*, en novembre 1906, un blâme du ministre de la Guerre.

Il trouvait le type des ambulances et celui des Hôpitaux de campagne trop différents, pour que les uns pussent se substituer facilement aux autres et les remplacer, un soir de bataille, dans le but de permettre aux premières de suivre le mouvement des troupes après le combat. Les ambulances trop rigidement attachées aux corps d'armée, aux divisions et aux brigades n'étaient pas assez à la disposition des directeurs du Service des corps d'armée. N'ayant d'action directe que sur les hôpitaux de campagne — trop éloignés du champ de bataille, sur lequel ils ne pouvaient arriver que très tard en raison de leur place dans le train du corps d'armée — les directeurs ne pouvaient diriger opportunément et accumuler les secours sur les points où les pertes étaient le plus grandes. Les ambulances étaient peu maniables, avec leur matériel roulant encombrant, leurs fourgons trop pesants menacés d'être immobilisés sur les mauvaises routes, leurs moyens de transports de blessés lourds aussi, ou surannés, incommodes et même dangereux comme les cacolets et les litières. Le matériel de pansement était en quantité insuffisante et ses éléments étaient mal répartis par la réunion des objets similaires (bandes, compresses, ouate, etc.) dans des paniers distincts, portés quelquefois par des voitures différentes.

Il préconisait la création d'ambulances de bataille d'un type unique, interchangeables, rassemblées aux trains de combat sous la main des directeurs, indépendantes des divisions, pourvues de voitures légères aussi bien pour le transport du matériel que pour celui des blessés. Ces fourgons nouveaux contiendraient des pansements de diverses grandeurs préparés à l'avance. Il demandait aussi qu'on donnât à chaque officier ou soldat un paquet de pansement dans le double but d'augmenter les ressources en matériel et de permettre l'application immédiate sur les blessures d'un appareil de protection. Il voulait qu'on créât pour les sommités chirurgicales civiles des situations de chirurgiens consultants.

Depuis longtemps le paquet individuel de pansement est réglementaire. Tout récemment a paru une décision présidentielle instituant des chirurgiens consultants et le règlement, qui, dit-on, va bientôt paraître, donnera satisfaction aux autres desiderata exprimés il y a vingt ans.

Chauvel était d'une taille un peu au-dessous de la moyenne. Sous un beau front, des yeux limpides et francs éclairaient sa physionomie calme et sérieuse, empreinte d'une réelle bienveillance, dont ceux qui furent ses élèves ou ses subordonnés ont gardé le bon souvenir.

Sa mise et ses manières étaient simples. Cette simplicité il l'a conservée jusqu'au bout. Il ne voulut à ses obsèques ni délégations académiques, ni discours, ni honneurs militaires.

Il n'en sut pas moins bien tenir sa place, et avec dignité et indépendance, dans les fonctions importantes et les situations élevées auxquelles il fut appelé de bonne heure. Il savait commander avec modération et trouver, en administration et en hygiène, les solutions pratiques.

Par ce temps de socialisme d'Etat où le prétexte du bien général semble autoriser toutes les contraintes, il était resté libéral. Convaincu de la nécessité de la plupart des mesures préventives, ainsi que des désinfections, pour empêcher la propagation des maladies contagieuses, il reculait devant l'obligation qui, dans la déclaration, lui paraissait menacer le secret médical et, dans la désinfection, l'indépendance de l'individu. Voici, du reste, comment il s'exprimait à l'Académie de médecine, le 6 février 1906, dans la discussion sur la statistique et la prophylaxie de la Tuberculose « C'est sur ce principe de l'obligation que je me refuse à suivre mes honorés collègues : qui dit obligation dit contrainte. Les vérités scientifiques ne s'imposent pas. Je comprends la médecine agissant par persuasion ; sa mission est pour moi de douceur, de bonté et non de force : je ne suis pas pour faire le bien des gens malgré eux ».

Quoi qu'on puisse penser de l'opinion de Chauvel sur cette question, on ne peut s'empêcher de reconnaître dans ces paroles l'expression d'un respect profond de la liberté des autres.

Chauvel était un grand travailleur ; il a, pendant cinquante ans, accompli sa tâche sans se lasser. Il laisse après lui la réputation d'un chirurgien savant qui mit une érudition sûre et une rigoureuse exactitude d'observation et de rédaction au service d'un jugement très droit et d'un esprit bien pondéré.

Bibliographie

1863 (2 décembre). — Essai historique et critique sur les Doctrines de l'Infection purulente. Thèse de Strasbourg, n° 701.

1877. Précis d'opérations de chirurgie, avec figures dessinées par E. Charvot. Paris, J.-B. Baillière. 1re édition, un vol.in-12,692 pages,281 fig. ; 2e édition,1883,in-12,792 pages, 303 fig. ; 3e édition, 1891, in-12,850 pages, 350 fig. (a obtenu le Prix Laborie à l'Académie de médecine en 1883).

1883. Précis théorique et pratique de l'examen de la vision. Paris,Masson, un volume in-18 diamant avec 149 figures dans le texte (Bibliothèque diamant des Sciences médicales et biologiques).

1889. Traité pratique de chirurgie d'armée, par J. Chauvel et H. Nimier. Paris, Masson, un vol. in-8° avec 126 figures dessinées par le Dr J. E. Pesmes.

1890. Etudes ophtalmologiques. Paris, Félix Alcan, un vol. in-8°.

Gazette médicale de Paris.

1865. Sur les Ruptures de l'aorte (pp. 409, 429).
1866. Rupture spontanée de l'aorte (p. 272)).

Gazette des Hôpitaux.

1866 (mars). — Ulcère rond de l'estomac.
1866. Anévrysme vrai de l'aorte abdominale,rupture de la tumeur, mort par hémorragie interne (n° 37, p. 146).
1870 (juin). — Amputation tibio-tarsienne.

Recueil des mémoires de médecine de chirurgie et de pharmacie militaires.

1868. Calcul arrêté dans l'urèthre, sans avoir donné lieu à

aucun symptôme antérieur. Boutonnière, 3ᵉ série, t. XX, p. 463.

1869. Luxation ischio-pubienne du femur, 3ᵉ série, t. XXII, page 55.

1871. Plaie du cou par instrument tranchant, tentative de réunion, mort, 3ᵉ série, t. XXVI, p. 156.

1874. Observations pour servir à l'étude de l'emploi du chloral et de la morphine dans le traitement du tetanos traumatique, 3ᵉ série, t. XXX, p. 388.

— Note sur la cataracte centrale et pyramidale antérieure, 3ᵉ série, t. XXX, p. 529.

1875. Sur l'emploi de l'ischémie temporaire pendant les opérations, 3ᵉ série, t. XXXI, p. 305.

1877. De l'action de l'air sur les plaies, étude critique, 3ᵉ série, t. XXXIII, p. 545.

1878. Phlebite obturante de la femorale profonde, 3ᵉ série, t. XXXIV, p. 578.

— Analyse de l'histoire chirurgicale de la guerre de Sécession, id., pp. 94, 210, 313, 412.

1880. De la septicémie en chirurgie. Infections ou intoxications chirurgicales, 3ᵉ série, t. XXXVI, p. 521.

Archives de médecine et de pharmacie militaires.

1885. Diagnostic de l'amblyopie unilatérale simulée, appareil de Flers modifié, t. VI, p. 129.

1886. Statistique du service d'ophtalmologie et des examens de la vision pratiquées au Val-de-Grâce de 1882 à 1886, t. VII, p. 65-103.

1886. De la constatation objective de l'astigmatisme par les images cornéennes au conseil de révision, t. VII, p. 357.

1892. Remarques statistiques et cliniques sur les examens des yeux pratiqués au Val-de-Grâce du 1ᵉʳ septembre 1885 au 1ᵉʳ mars 1890, t. XIX, p. 169.

— Observations statistiques et cliniques sur les affections de l'oreille examinées et traitées au Val-de-Grâce de 1880 à 1890, t. XX, p. 161.

1896. Au sujet des opérations de cure radicale de hernie dans l'armée. Rapport au Comité technique de santé, t. XXVII, p. 449.

1899. De l'appendicite dans l'armée, t. XXXIII, p. 161.

1901. Au sujet du transport par chemin de fer des blessés et des malades militaires. Rapport au comité technique de santé, t. XXVIII, p. 345.

Archives générales de médecine.

1869. Recherches sur l'anatomie pathologique des moignons d'amputés, 6ᵉ série, t. XIII, p. 295. (Prix Godard. Académie de Médecine, 1869).

1874. Note pour servir à l'histoire de la cataracte centrale, antérieure, congénitale et acquise, 6ᵉ série, t. XXIII, p. 433.

1875. Recherches expérimentales et cliniques sur l'emploi de l'ischémie temporaire pendant les opérations, 6ᵉ série, t. XXV, p. 641 et t. XXVI, pp. 77 et 150. (Prix Laborie. Société de chirurgie, 1884.)

1881. De l'élongation des nerfs. Revue critique, 7ᵉ série, t. VII et VIII.

1882. De la résection des os du tarse ou tarsotomie dans le traitement du pied bot invétéré, 7ᵉ série, t. IX, pp. 456 et 583.

1885. De l'élongation des nerfs, 7ᵉ série, t. XV, p. 711.

1888. Recherches expérimentales sur les effets des armes nouvelles et des balles de petit calibre à enveloppe persistante faites avec le concours de ses collègues Nimier, Breton et Pesme, 7ᵉ série, t. XXII, p. 385. (Prix Laborie. Académie de médecine 1889).

1889. Sur quatre cas d'abcès du foie traités par l'incision directe, remarques sur l'opportunité de l'intervention chirurgicale et sur ses conditions, 7ᵉ série, t. XXIV, p. 129.

1890. Sur une complication peu commune des abcès du foie ouverts à l'extérieur, la carie des côtes avoisinant l'ouverture, 7ᵉ série, t. XXVI, p. 1. et Académie de médecine t. XXIII, p. 107, séance du 21 janvier.

Gazette hebdomadaire de médecine et de chirurgie.

1876. Ostéosarcome de l'extrémité inférieure du radius, désarticulation du coude, t. XIII, p. 823.

1877. Tumeur lymphatique de la face, lymphadenome. Leucémie consécutive, t. XIV, et Bulletin de la Société de
chirurgie, t. III, p. 161.
1882. Des amblyopies traumatiques. Hémiopie horizontale
de l'œil droit, suite d'un coup de fleuret à l'angle interne
de l'orbite, t. XIX, p. 27.
1887. Deux cas d'extraction tardive des projectiles perdus
dans les os de la face, t. XXIV, p. 647.
1888. Des abcès intracraniens consécutifs aux suppurations
de l'oreille et de leur traitement, t. XXV, p. 660.
1889. Notice nécrologique sur Legouest, t. XXVI, n° du
8 mars.
— Notice biographique sur Maurice Perrin, t. XXVI, n°ˢ du
18 et du 25 octobre.

Revue de chirurgie.

1883. Sedillot et son œuvre chirurgicale, t. III.
1887. Amputation de Wladomiroff-Mikulicz, Revue critique,
t. VII, p. 1020.

Archives d'ophtalmologie.

1888. De la myopie dans ses rapports avec l'astigmatisme,
n° de juillet et août. (Mention avec éloges. Prix Montyon
de médecine et de chirurgie pour 1888. Académie des
Sciences.)

Caducée.

1903. Quelques mots sur le pain de munition, n° 14, p. 186.
— Le rapatriement dans les hôpitaux militaires de l'Algérie
des malades et des blessés du corps expéditionnaire de
Madagascar, 1895-1896, n° 21, p. 287.
1906. Note sur la composition du paquet individuel du soldat, n° 1, p. 7.
1906. Des pertes que subissent par la réforme les engagés
volontaires dans les différentes armes. Influence de l'âge
d'entrée dans l'armée, n° 2, p. 19.

*Nouveau Dictionnaire de Médecine et de Chirurgie
pratiques.*

1874. Jambe. Médecine opératoire, t. XIX.
1875. Main. Etude des opérations et de leurs résultats,
t. XXII.

Dictionnaire encyclopédique des Sciences médicales.

1879 à 1889. Cystite. — Cystotomes. — Cystotomie. — Dis-
tichiasis. — Epicanthus. — Grenouillette. — Gutta-per-
cha. — Hypermétropie. — Incontinence (urine-fèces). —
Obliques de l'abdomen (muscles), — de la tête (muscles).
— Obturateur externe, interne (muscle). — Obturateur
(nerf). — Obturatrice (artère). — Occipital (grand nerf).
— Occipitale (artère). — Omohyoïdien (muscle). — Omo-
plate (anatomie-pathologie). — Orbite. — Pansements (*en
collaboration avec H.Bousquet*); les parties : —Pansements
antiseptiques proprement dits, appréciation des pansements et pansements dans la chirurgie d'armée, sont de
Chauvel. — Pied (*en collaboration avec Paulet*). — Pi-
qûre anatomique. — Plaies (y compris et surtout les
plaies par armes à feu). — Poignet (*en collaboration
avec Nimier*). — Pourriture d'hôpital. — Presbytie. —
Sacré (plexus). — Sacrées (artères et veines). — Sacrés
(nerfs). — Sacro-coccygienne. — Sacro-iliaque (articula-
tion). — Sacro-lombaire (muscle). — Septicémie (Défini-
tion - En général — Médicale — Chirurgicale — Histoire et Doctrines — Affections septicoïdes —Clinique).
— Trichiasis.

Encyclopédie Internationale de chirurgie.

1883. Plaies (Traduction et annotations), t. II.

Dictionnaire de Nyston, 15e édition.

1884. Fracture. Luxation. Infection purulente. Septicémie.
Sutures.

Bulletins et Mémoires de la Société de chirurgie.

1871. Inversion utérine, amputation par la ligature élasti-
que, t. V, p. 349.

1873. Sur la valeur relative des amputations sus-malleo-
laire, tibio-tarsienne et sous-astragalienne, t. VII. (Prix
Laborie de la Société de chirurgie en 1869.)

1875. Emploi combiné de la morphine et du chloroforme
pour l'anesthésie chirurgicale, nouvelle série, t. I.

1876. Syphilis ancienne, carie nécrotique de l'ethmoïde,
infiltration purulente des lobes antérieurs du cerveau,
t. II, p. 174.

— Cancer du rectum et de la vessie. Calculs d'urostealithe,
t. II, p. 791.

1877. Tumeur lymphatique de la face. Lymphadénome.
Leucémie consécutive, t. III, p. 161 (V. aussi Gaz. hebd.
de méd. et de chir., 1877).

— Amputation de la jambe à la partie moyenne par le pro-
cédé à deux lambeaux de Teale, t. III, p. 537.

1878. Engorgement chronique des membres inférieurs.
Phlébite obturante de la veine fémorale profonde, t. IV,
p. 350 et Rec. mém. med. ch. et pharm., 1878.

— Chute sur la paume de la main, luxation incomplète du
coude en arrière, fracture de la trochlée? t. IV, p. 534.

— Plaie compliquée de l'abdomen, t. IV, p. 629.

1880. Névrite optique double avec myelite aiguë temporaire,
t. VI, p. 512.

1881. Sur quelques cas de perte immédiate et unilatérale
de la vue, à la suite de traumatismes du crâne et de la
face, t. VII, 542.

— Kyste hydatique du foie ouvert par le thermocautère,
t. VII, p. 249.

— Hernie ombilicale étranglée. Kélotomie, le 6e jour, gué-
rison, t. VII, p. 844.

1884. Deux observations de thoracoplastie, t. X, p. 696.

1885. Valeur de la désarticulation du genou, t. XI, p. 142.

— Polype du larynx. Ablation avec la pince de Fauvel,
t. XI, p. 486.

1886. Notice sur la vie et les travaux du professeur Depaul, t. XIII.

1887. Notice sur la vie et les travaux du professeur Bouisson, lue à la séance annuelle, t. XII.

— Quelques expériences sur les effets des balles de petit calibre à enveloppe d'acier, t. XIII, p. 83.

1888. Notice sur la vie et les travaux du professeur Gosselin, lue à la séance annuelle, t. XIV.

— Recherches expérimentales sur les effets des armes nouvelles et des projectiles de petit calibre à enveloppes résistantes, t. XIV, p. 556 (Prix Laborie, Académie de médecine, 1889.)

1889. Notice sur la vie et les travaux de M. Giraud Teulon, lue à la Séance annuelle, t. XV.

— Amputation de Lisfranc à grand lambeau plantaire, t. XV, p. 131.

1890. Eloge de Legouest, lu à la séance annuelle, t. XVI.

— Septicémies et septico pyémies, consécutives à l'otite moyenne suppurée, t. XVIII, p. 474.

1892. Deux observations de phlegmons du cou au cours de la discussion sur ce sujet, t. XVIII, p. 545.

1882 à 1903. Nombreux rapports sur les mémoires et observations envoyés à la Société.

Académie de Médecine.

1886. Observation de résection tibio-tarsienne avec conservation de la malléole externe, t. XVI, Séance du 14 septembre.

1890. Mémoire sur une complication peu commune des abcès de foie, carie des côtes avoisinant l'ouverture, t. XXIII, p. 107, et Arch. gén. de Méd., 7e série., t. XXVI, p. 1.

1892. Du traumatisme dans l'étiologie des affections de l'appareil auditif, t. XXVIII, p. 506.

— Discussion sur le Tétanos, t. XXVIII, p. 777.

— Rapport général sur le service des Epidémies en France en 1891, t. XXVIII, p. 697.

1893. Discussion sur les maladies épidémiques entraînant

la déclaration obligatoire (ophtalmie purulente), t. XXX,
p. 395.

1898. Discussion sur l'obligation de la vaccine dans les
Colonies françaises, t. XXXIX, p. 131.

— Discussion sur la tuberculose dans l'armée, t. XXXIX,
p. 695.

1899. De l'appendicite dans l'armée, t. XLI, p. 128.

1901. De la contagion de la Pelade, t. XLV., p. 153.

1902. Discussion sur la chloroformisation, t. XLVII, p.157.

1903. Discussion sur la déclaration obligatoire des maladies, t. XLIX, p. 67.

— De l'appendicite dans l'armée, t. L, p. 248.

1906. Discussion sur la statistique et la prophylaxie de la
tuberculose, t. LV, p. 178.

1906. Discussion sur le service de la vaccine en Algérie,
t. LVI, p. 108.

1907. Rapport sur les travaux des Commissions d'hygiène
du département de la Seine avec rapport général au Conseil d'hygiène, t. LVIII., p. 212.

— Discussion du rapport sur l'application à l'Algérie de la
loi du 15 février 1902 sur la protection de la santé publique, t. LVIII, p. 582.

1908. Discussion sur le rapport de M. Widal sur les épidé-
mies en 1906, t. LX, p. 255.

Rapports sur les Prix.

1890. 1898. Prix Herpin de Metz.

1892. 1893. 1894. 1896. 1906. 1908. Prix Laborie.

1895. Prix Godard.

1897. 1899. 1901. 1905. 1907. Prix Meynot (ophtalmologie).

1899. Prix Daudet.

1899. Prix Larrey.

1908. Prix Tremblay.

1908. Prix Ribouleau.

Très nombreux rapports sur des mémoires ou des observations, principalement d'ophtalmologie.

Académie des Sciences.

1888. Recherches expérimentales sur les effets des armes nouvelles et des projectiles de petit calibre à enveloppe résistante (note pour prendre date).

Congrès français de Chirurgie.

1885. Des pansements dans la chirurgie d'armée en campagne.
1888. De la conduite à tenir dans les blessures par coup de feu des cavités viscérales.
1905. Discours présidentiel d'inauguration : La chirurgie d'armée. Son indépendance nécessaire.

Conseil départemental d'hygiène de la Seine.

1898. Rapport sur une Boyauderie à Courbevoie, p. 112.
1899-1900. Au sujet de la fièvre typhoïde dans la garnison de Paris, pp. 379 et 497.
1900. Aplatissage des cornes à Charenton, p. 239.
1901. Emploi des boîtes de secours dans les établissements industriels, p. 239.
— Emploi des boîtes de secours dans les stations du Métropolitain, p. 363.
— Atelier de battage, cardage et épuration des objets de literie, p. 520.
— Dispensaire et bains communaux au Kremlin-Bicêtre, p. 626.
— Au sujet des eaux d'alimentation, p. 669.
1901-1902. Balayage à sec des voies publiques, pp. 701, 7.
1902. Battage des tapis et tentures, p. 166.
1903. Buanderie annexe d'un dispensaire tuberculeux, p.57.
— Projet de réglementation des dispensaires antituberculeux, p. 264.

Divers.

1872. Conférences faites aux officiers du 7e régiment d'infanterie sur le service de santé en campagne.

1874. Remaniement de l'Instruction médicale pour l'ouvrage du général de Brack sur les avant-postes de cava-
lerie légère.

— Sur les fractures par coup de feu de la table interne des
os du crâne.

— Traduction d'un chapitre de l'ouvrage sur la guerre de
Sécession publié par le bureau médical militaire des Etats-
Unis.

1879. Travail inédit resté dans les Archives du Conseil de
santé sur les Kystes séreux des paupières.

J. B.

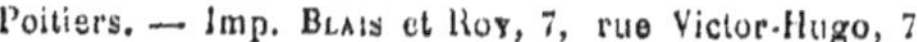

Poitiers. — Imp. BLAIS et ROY, 7, rue Victor-Hugo, 7